AF362764

ELIXIR VÉGÉTAL

DIT DE SANTÉ,

Anti-Bilieux et Anti-Glaireux,

DÉPURATIF, FONDANT, PURGATIF & TONIQUE,

DE

BIRON-DEVÈZE,

Pharmacien,

187, Faubourg Saint-Martin,

A PARIS.

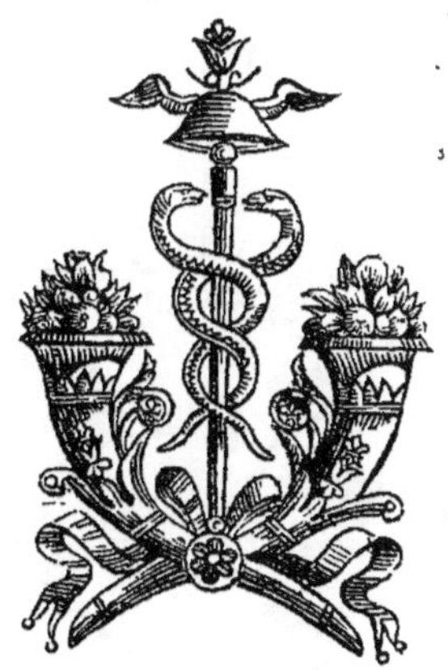

ÉLIXIR VÉGÉTAL

DIT DE SANTÉ,

Anti-Bilieux et Anti-Glaireux, Dépuratif,

Fondant, Purgatif et Tonique.

————

A mesure que nous voyons s'étendre le mouvement universel qui s'opère depuis quelques années dans toutes les sciences, nous voyons aussi l'art de guérir redoubler d'efforts pour ne pas rester en arrière dans le progrès général. Plus s'accroissent les infirmités humaines, plus on s'applique à en rechercher les causes, plus se multiplient les moyens de les guérir. Non-seulement il faut de nouveaux moyens curatifs pour réparer les effets de cette préoccupation constante qui agite une population avide d'améliorer sa position sociale, mais il faut encore s'efforcer de trouver des moyens dont l'emploi facile ne dérange point nos habitudes d'affaires et de travail; il faut que ces moyens puissent, sans nous déranger, prévenir la maladie ou la combattre quand une fois elle est développée.

Tel est le but que je me suis proposé d'atteindre pour répondre à la confiance de la clientèle que m'ont acquis mes longs et consciencieux travaux, et dont je chercherai toujours à me rendre de plus en plus digne. Ce but, je crois l'avoir atteint en composant cet élixir, dit de santé, et qui est destiné spécialement à combattre toutes les maladies engendrées par l'excès de bile, par les glaires, et toutes ces humeurs âcres qui peuvent se former ou s'introduire dans le corps humain. Cet élixir jouit en même temps de vertus dépuratives, digestives et toniques des plus prononcées. Je puis d'autant plus me féliciter d'avoir atteint le but que je viens d'indiquer, que j'ai eu soin de ne faire entrer dans la composition de mon élixir que des substances végétales parfaitement inoffensives, malgré leur puissante énergie.

1843

Les nombreuses cures que j'ai obtenu parmi mes clients ne m'eussent point satisfait complètement, si des médecins distingués n'avaient obtenu les mêmes résultats que moi dans l'administration de mon élixir ; mais leur suffrage m'est depuis longtemps acquis, et, tout en constatant que mon élixir ne se compose que de substances consacrées par le *Codex medicamentarius*, ils se sont convaincus de son efficacité dans toutes les lésions des organes dues à une viciation du sang ou à une altération des autres humeurs ; c'est donc avec l'assentiment et sur la garantie honorable de nombreux médecins, que je recommande mon élixir à cette partie éclairée du public qui sait discerner le praticien expérimenté et modeste de ces empiriques qui cherchent à usurper une réputation à l'aide de brevets sans valeur, et de pompeuses annonces dans les journaux.

Cet élixir, ainsi que je l'ai dit, étant surtout souverain contre les affections produites par la bile, les glaires ou la viciation des humeurs et du sang, je crois devoir indiquer sommairement les symptômes qui annoncent la présence de ces maladies.

Ces symptômes sont les nausées, les vomissements, les dégoûts, l'amertume de la bouche, la blancheur ou les divers enduits de la langue, les éructations, les *renvois* acides, ou aigreurs d'estomac ; les digestions lentes, pénibles ou douloureuses, les borborygmes, la sécheresse de la peau, l'abondance, la coloration, la viscosité des crachats, les salivations abondantes, les pertes blanches (chez les femmes), les maux de tête fréquents, les diverses éruptions de la peau (érysipèles, clous, furoncles, pustules, taches, dartres, etc.), les ulcères et engorgements scrofuleux, les inflammations et rougeurs des yeux, ou seulement la faiblesse de la vue, ou la trop grande sensibilité de ces organes à une lumière vive.

Quelles sont maintenant les causes de la production de ces symptômes ? en voici les principales.

Je dis les causes principales, car il serait trop long de les énumérer toutes. Ce sont d'abord les excès et les dérèglements de la vie, les peines morales, les affections ou sympathies trop prononcées ; l'usage de substances ou aliments qui ne sont point arrivés à leur degré de maturité ; les habitations humides ou récemment construites, les saisons froides et pluvieuses, les changements brusques de température, et enfin l'oubli d'un régime sain et régulièrement suivi.

Outre son efficacité souveraine dans les affections auxquelles sont dus les symptômes que nous avons passés en revue, l'*Elixir de santé* jouit encore de la propriété de restaurer et de ranimer les forces vitales, de stimuler les fonctions de la respiration, de la circulation et de la digestion, de calmer les douleurs du rhumatisme et de la goutte en expulsant les principes de ces deux maladies ; de purifier le sang, de détruire l'âcreté et les diverses viciations des humeurs (scrofules, maladies vénériennes, dartres, scorbut, maladies laiteuses, etc.) ; il dissipe les maux de tête, même ceux si opiniâtres et si pénible de la migraine ; il excite l'appétit et remplace avantageusement les liqueurs alcooliques pour les personnes qui ont l'habitude d'en faire usage.

DOSES & MODES D'ADMINISTRATION

SUIVANT LES DIVERS CAS.

Voici maintenant l'indication des doses auxquelles mon élixir doit être prescrit dans les divers cas où son administration est indiquée.

Pour restaurer les forces : une cuillerée à bouche d'élixir, pur ou mêlé avec un demi verre de bon vin, à prendre après chaque repas.

Pour calmer les douleurs rhumatismales ou goutteuses : une cuillerée à bouche mêlé avec la première tasse d'une tisane théiforme de fleurs de sureau ou de bourrache, ou une décoction de bois sudorifique.

Pour les indigestions, les maux de tête, la migraine, les agitations nerveuses, les vertiges : une cuillerée à bouche dans la première tasse d'une infusion de tilleul, de thé, de fleurs d'oranger ou de camomille.

Pour les coliques d'estomac et d'intestins, pour les vents, les crampes, les défaillances d'estomac : une cuillerée à bouche pur ; immédiatement après, on prendra une tasse de bouillon de veau, de tisane de laitue ou d'anis.

Pour l'asthme, il faut en prendre une cuillerée à bouche chaque matin, et boire dans la journée trois ou quatre tasses d'infusion de lierre terrestre.

Pour l'épilepsie, l'hystérie et les affections convulsives : une cuillerée à bouche matin et soir, et dans la journée une décoction de racine de valériane.

Pour les palpitations : une cuillerée à café dans une tasse d'infusion de digitale.

Pour les maladies vénériennes, les ulcères et les différentes affections de la peau : une cuillerée à bouche le matin, à jeun, et, dans la journée, on boira une pinte de tisane des quatre bois sudorifiques.

Pour l'hydropisie : une cuillerée à bouche dans du vin blanc sec , et pendant la journée, on fera usage de tisane apéritive, édulcorée avec du sirop de pointes d'asperges ou de digitale.

Pour les retards et suppressions du flux calaménial : une cuillerée à bouche le matin à jeun, et autant le soir en se couchant, mêlé dans quatre cuillerées de vin blanc. Dans la journée, on prendra en outre une bouteille d'eau ferrée ou une tisane emménagogue; on continuera ainsi jusqu'à ce que les règles reparaissent.

Pour la destruction et l'expulsion des vers : une cuillerée à bouche le matin, à jeun, pur ou mêlé à une tasse de décoction de racine de fougère mâle ou de grenadier, édulcorée avec du sirop de mousse de Corse, ou avec le sirop vermifuge. Ce mode d'administration convient parfaitement contre le tœnia, ou ver solitaire; on peut seulement ajouter dans ce cas, si l'on ne réussissait pas complètement, six à huit grains de calomel à la vapeur.

Pour les maladies scrofuleuses et dartreuses : une cuillerée à bouche tous les matins, à jeun, et dans la journée une tisane amère, édulcorée avec du sirop anti-scorbutique, de gentiane ou anti-scrofuleux.

Dans les différentes maladies énumérées ci-dessus, et qui ne sont pas de nature à guérir instantanément, on continuera l'élixir et les autres moyens jusqu'à la parfaite guérison.

Quand on veut administrer l'élixir comme purgatif, on en prescrit, le matin à jeun, deux cuillerées à bouche aux hommes forts, une cuillerée aux femmes et une demi cuillerée aux enfants.

PRIX DU FLACON. . . . . 5 FR.

DEMI-FLACON. 3

Dépôts à l'étranger et dans toutes les villes de France

chez M

NOTA. Tous les flacons qui sortent de notre officine sont délivrés avec une instruction *ad-hoc*, et nous désavouons tous ceux qui ne porteraient point notre cachet.

Les personnes qui ne peuvent supporter les liqueurs alcooliques trouveront les mêmes substances ou *simples*, qui font la base de l'Élixir, en poudre, divisées en petits paquets, de manière à pouvoir faire une bouteille de tisane que l'on prendra dans la matinée, à jeun.

Pour la commodité des personnes qui sont peu sédentaires ou qui sont forcées de voyager, et qui ont besoin d'avoir le ventre libre, nous avons également mis ce médicament en pilules. On en prendra trois par jour, deux le matin à jeun, et une le soir en se couchant.

CATALOGUE
Des Spécialités attachées à notre Maison.

SIROP SÉDATIF DE BIRON-DEVÈZE.

De tous les sirops connus jusqu'à ce jour, il n'en est aucun qui réunisse autant de propriétés sédatives pectorales, que celui dont mon ardent amour pour mon art et pour l'humanité m'a fait rechercher la composition, et dont les salutaires effets dans des maladies chroniques qui souvent ont déconcerté la médecine, lui ont déjà acquis une préférence marquée sur d'autres médicaments analogues, ce n'est donc qu'après des expériences réitérées, faites par moi-même et par plusieurs médecins distingués de la capitale, que je me suis fait un devoir de le livrer à la publicité.

Sans donner ici une énumération complète des maladies dont ce Sirop arrête les progrès et opère la guérison, je désignerai pourtant celles dans lesquelles il agit puissamment; ce sont d'abord les affections de la gorge (angine, esquinancie), les lésions des différents organes pulmonaires (catarrhes aigus et chroniques, bronchites, asthmes, phtisies, coqueluches, et les diverses névralgies thoraciques). Ce Sirop facilite l'expectoration et calme les quintes de toux les plus opiniâtres, sans provoquer ni nausées, ni sensations de goût désagréables. Il combat avec succès toutes les maladies nerveuses de l'estomac et des intestins, telles que gastralgies, gastro-entéralgies, coliques, et dissipe même les inflammations de ces organes qui dépendent d'une surexcitation nerveuse, et il agit ainsi sur certaines gastrites. Beaucoup de gastro-entérites et de diarrhées sont promptement dissipées par l'usage de ce Sirop. Il est également de la plus grande utilité dans les affections du cœur, principalement les dans palpitations nerveuses.

Beaucoup de maladies nerveuses qui affectent des organes plus importants encore, telles que l'hystérie et l'épilepsie, sont avantageusement modifiées à la suite de l'emploi persévérant du Sirop sédatif.

En général, son usage, en harmonisant les fonctions organiques, rétablit l'équilibre vital, et, par là, préserve des maladies graves et de l'atteinte des épidémies.

Pour les personnes d'un tempérament faible et pour les convalescents, il est ordonné comme un cordial excellent.

Le flacon, 4 fr. — Demi-flacon, 2 fr.

Dépôts à l'Étranger et dans toutes les Villes de France.

TISANE SÈCHE SÉDATIVE SOUS FORME DE PATE
De BIRON-DEVÈZE.

Le temps et l'expérience, qui font justice des choses bonnes ou mauvaises, confirment chaque jour les succès obtenus par notre Pâte, à laquelle le public, qui n'accorde que difficilement son suffrage aux compositions nouvelles, a imposé le nom de *Tisane sèche.*

Sans vouloir énumérer ici toutes les maladies dans lesquelles cette Pâte agit avec avantage, nous devons insister cependant sur quelques-unes de celles dans lesquelles plusieurs célèbres médecins en ont reconnu la puissante efficacité. Parmi ces maladies, on doit remarquer spécialement toutes les affections aiguës et chroniques de la poitrine, telles que les irritations pulmonaires, les catarrhes aigus ou chroniques, les rhumes négligés, la phthisie, les toux nerveuses, qu'on désigne vulgairement sous le nom de *toux* d'irritation. Dans toutes les affections de la gorge, esquinancies, enrouements, etc., la *Tisane sèche* est également d'une efficacité merveilleuse. Dans tous les cas, elle facilite l'expectoration, calme les douleurs et les quintes de toux, et rend aux malades toute leur vigueur.

Elle n'est pas moins héroïque dans toutes les affections nerveuses en général; elle dissipe comme par enchantement cet éréthisme nerveux qu'on désigne vulgairement sous le nom *d'inquiétudes ou crispations nerveuses*, elle arrête instantanément les douleurs névralgiques, combat avec succès l'insomnie et procure un sommeil doux et réparateur.

Toutes les propriétés qui précèdent sont d'autant plus précieuses dans la *Tisane sèche*, qu'elles s'y trouvent réunies à une saveur tellement agréable, qu'on doit la considérer moins comme un remède que comme un bonbon d'agrément.

La *Tisane sèche* ne contenant point d'opium, il est inutile d'en indiquer les doses; on pourra en prendre aussi souvent qu'on éprouvera des douleurs, des envies de tousser ou d'expectorer, etc. Nous ferons remarquer seulement que les éléments en sont combinés de façon que chaque morceau équivaut à une tasse d'infusion.

Chaque boîte est accompagnée d'une instruction imprimée, et scellée d'une bande verte portant le cachet BIRON-DEVEZE, et pour éviter toute contrefaçon, on refusera celles qui ne seront pas revêtues de la signature ci-contre.

Prix de la boîte, 2. fr. — La demi-boîte 1 fr.

Pastilles de Mannite composées de Biron-Devèze.

La *MANNITE* est, comme on le sait, la partie la plus pure de la manne, et il est peu de médicaments dont l'efficacité soit plus généralement constatée que celle de ce produit. Mais, comme il est des personnes à qui l'usage de la manne inspire une sorte de répugnance et de dégoût, j'ai pensé qu'un sûr moyen d'en rendre l'usage facile aux complexions les plus délicates, était de former des Pastilles de *Mannite* ayant un goût agréable, mais conservant entièrement les propriétés de la manne.

Mes Pastilles ont cela d'avantageux qu'elles sont également bonnes dans l'état de parfaite santé, en ce qu'elles entretiennent les évacuations sans déterminer la plus légère colique; elles dissolvent les glaires, réveillent l'appétit, et favorisent la digestion. De plus, elles facilitent l'expectoration, rétablissent les secrétions et les excrétions, et ont la même efficacité dans l'asthme, le catarrhe pulmonaire et autres affections de poitrine. On peut les administrer aux enfants pour la coqueluche, les esquinancies, et durant la dentition; elles sont à la fois un vermifuge sûr et un doux purgatif; prises à temps, elles préviennent les convulsions et leur conviennent pour la croissance.

La dose ordinaire des Pastilles de *Mannite* est de douze par jour pour les grandes personnes, et de six pour les enfants; mais, attendu l'innocuité de ce médicament, on en peut augmenter ou diminuer le nombre selon les effets qu'on aura obtenus.

Le prix de chaque boîte est de 2 francs. — La demi-boîte. 1 fr.

NOTA. Chaque boîte de Pastilles portera sur son enveloppe le cachet et la signature de BIRON-DEVEZE, et contiendra une instruction imprimée.

EAU DENTIFRICE DE BIRON-DEVÈZE,

Pour la guérison prompte & radicale des Maladies de la Bouche, & pour la conservation & l'entretien des Dents.

Le nombre considérable des spécifiques dirigés contre les maladies de la bouche et les douleurs qui résultent des altérations des dents et des gencives, devait éloigner l'idée d'un nouveau remède odontalgique; mais en examinant les résultats obtenus jusqu'à ce jour, on peut se convaincre de l'insuffisance de tous ces moyens, même souvent des dangers qui suivent leur application, ces moyens étant presque tous composés par des personnes étrangères à la pharmacie. Il fallait donc trouver une composition végétale, à la fois énergique et inoffensive, qui réunît les propriétés conservatrices, génératrices, sédatives et toniques, qui ravivât l'incarnat de la bouche et des lèvres, fit briller les dents, tint la bouche dans un état normal, rendît l'haleine pure, avantages hygiéniques tant recherchés par les gens du monde, qui sont toujours trompés par une foule de préparations, telles qu'élixirs, eau de Cologne, poudres, opiats, etc. Ces reproches s'appliquent surtout aux vinaigres qui blanchissent bien les dents, mais qui en même temps détruisent l'émail qu'ils corrodent, et par suite amènent la perte des dents.

Ses propriétés médicales l'ont fait préférer à tous les autres dentifrices par les meilleurs médecins de la capitale, qui, après l'avoir expérimenté lui ont reconnu les vertus énoncées par nous, et se font un devoir de la prescrire dans toutes les maladies de la bouche.

Cette eau calme à l'instant les plus violents maux de dents, les blanchit sans en altérer l'émail, empêche la formation du tartre, et par-là prévient la carie, calme la névralgie dentaire, dissipe le gonflement des gencives, les raffermit et ravive leur coloris, ainsi que celui des lèvres, guérit radicalement les aphtes, et le scorbut, et combat toutes les cachéxies qui se fixent dans la cavité buccale, enlève les odeurs désagréables qui proviennent des faits de certains aliments, de la carie ou de l'usage du tabac.

USAGE ET MANIÈRE DE L'EMPLOYER.

Versez une demi cuillerée à café dans un demi-verre d'eau, trempez dans ce mélange une brosse bien douce ou une éponge fine que vous passerez sur les dents, en les frictionnant en tous sens, puis, rincez-vous la bouche à plusieurs reprises.

Pour les dents creuses, en imbiber un petit morceau d'amadou ou de coton roulé, que l'on introduira dans l'excavation de la dent.

Pour faire disparaître les odeurs désagréables des aliments ou du tabac, on agira de même que ci-dessus, et on en avalera une ou deux gorgées.

Pour calmer les douleurs des dents ou les névralgies dentaires, il faut l'employer pure ou mêlée d'un peu d'eau chaude, et la garder en gargarisme le plus longtemps possible.

Il en est de même pour presque toutes les autres maladies

Comme Cosmétique, cette eau les remplace tous pour la toilette en général, avec une grande supériorité, à cause de ses essences aromatiques, balsamiques, calmantes et toniques.

Nota. Pour les personnes habituées aux poudres et autres dentifrices, nous en avons à leur disposition qui réuniront les mêmes avantages.

Prix du flacon, 4 fr. — Le demi-flacon, 2 fr.

Dépôts à l'Étranger et dans toutes les villes de France.

SIROP ANTI-SCROFULEUX

DE BIRON-DEVÈZE, PHARMACIEN,

FAUBOURG SAINT-MARTIN, 187, A PARIS,

Fondant, dépuratif et tonique.

Si la maladie scrofuleuse n'est pas une des plus graves de celles qui affligent l'humanité, c'est au moins une des plus longues, des plus rebelles, des plus répugnantes, par conséquent des plus désagréables pour ceux qui en sont atteints, et une de celles dont on tient le plus à se débarrasser. Malheureusement, ce désir ardent des malades n'est pas toujours facile à satisfaire. Les scrofules et les tumeurs blanches, ainsi que le soupçonnent déjà tous les gens du monde, et comme le démontre particulièrement la science, dépendent d'une altération profonde du sang et des divers fluides de l'économie, altération transmise le plus souvent par hérédité. Il fallait donc un modificateur puissant pour purifier des liquides dont le vice de composition remonte presque toujours à la naissance. C'est ce modificateur que nous nous sommes efforcé de rechercher, et que nous avons la satisfaction d'avoir enfin trouvé dans notre Sirop *anti-scrofuleux.* Ce Sirop a été composé de telle sorte qu'il attaque le principe même de la maladie, tout en purifiant le sang et autres fluides de l'économie, il excite l'appétit et facilite la digestion, donne du ton aux organes et les fait fonctionner avec régularité. Dans les cas légers, l'usage de ce Sirop, pendant quelques semaines, suffit pour ramener chez les malades la force et la fraîcheur; dans les cas les plus graves, quelques mois sont nécessaires; mais on arrive toujours au même résultat. Aucun régime n'est nécessaire au succès de mon Sirop. Cependant, on en hâtera un peu les effets en mangeant des viandes noires et rôties, en buvant un peu de vin généreux, et en se livrant à des exercices physiques fréquents au soleil et au grand air,

Prix du Flacon : 4 fr.; demi-Flacon : 2 fr.

POMMADE ANTI-SCROFULEUSE,

Fondante, détersive, résolutive et suppurative.

Contre les Glandes strumeuses et scrofuleuses, les Tumeurs blanches et les Engorgements chroniques, quel que soit leur siège.

Le Pot : 2 fr., et 1 fr. le demi-Pot.

PAPIER ÉPIPASTIQUE

POUR L'ENTRETIEN DES VÉSICATOIRES.

Ce Papier épargne l'embarras et les dégoûts des pansements ordinaires. Pour s'en servir, il suffit d'en tailler un morceau de la forme et de la grandeur du vésicatoire, et de l'appliquer n'importe de quel côté, l'un et l'autre étant également excitants.

Le premier pansement d'un vésicatoire doit toujours être fait, selon l'usage, avec du beurre frais ; les pansements suivants avec du Papier épispastique. Il dispense de l'emploi des pommades, dont l'odeur est si désagréable.

Ce Papier est d'un usage commode pour les voyageurs et pour les enfants en pension, qui, par ce moyen, peuvent régulièrement se panser eux-mêmes d'une manière facile. Ces avantages doivent le faire adopter préférablement à tout autre suppuratif.

Les vésicatoires devant être plus ou moins excités, selon le tempérament ou la constitution des personnes qui en portent, nous avons préparé des papiers de différents degrés de force, distingués par leurs numéros, savoir :

Le n° 1, *blanc, est faible ; le n° 2, jaune, est d'une force moyenne ; le n° 3, également jaune, est très fort.*

Chaque Boîte contient 25 feuilles, qui peuvent suffire à cinquante pansements d'un vésicatoire ordinaire, et à un nombre plus grand si le vésicatoire est petit.

Prix : 1 fr. la Boîte.

POMMADE BLANCHE A LA CRÈME

CONTRE LES MALADIES DE LA PEAU.

Cette Pommade guérit les dartres, la gale, les démangeaisons, les varices ulcérées, les plaies chroniques, les coupures, les gerçures, les crevasses; elle prévient et dissipe les boutons, les feux de la figure, les éphélides et les rugosités qui surviennent à la surface cutanée; par sa parfaite onctuosité, cette Pommade tempère en outre la chaleur et la sécheresse de la peau, en fortifie les fibres, et lui imprime une souplesse, une élasticité, un moelleux et un poli satiné des plus agréables.

Le pot : 2 fr. 50 c.; le demi-pot : 1 fr. 25 c.

PILULES FERRUGINEUSES TEMPÉRANTES.

La composition de ces Pilules a été approuvée par l'Académie royale de Médecine, et reconnue bonne pour la guérison des pâles couleurs et des pertes blanches.

Elles sont également efficaces comme digestives et toniques; elles purifient le sang vicié et le régénèrent; elles conviennent parfaitement aussi dans les inappétences dépendant d'une surexcitation nerveuse ou d'une faiblesse physique; elles rétablissent alors l'appétit dans son état normal.

Prix : 3 fr. la Boîte, et 1 fr. 50 c. la demi-Boîte.

TOILE CHIMIQUE PERFECTIONNÉE.

Cette Toile n'a pas, comme le Papier du même nom, l'inconvénient de se déchirer; elle est employée avec le plus grand succès contre la goutte, les rhumatismes, les douleurs, les irritations de poitrine, le lombago, les blessures, les plaies ulcérées, les engelures, les cors aux pieds, œils de perdrix, ognons, etc.

Le Rouleau : 2 fr.; le demi-Rouleau : 1 fr.

Capsules Gélatineuses, Astringentes,

AU CITRATE DE FER, AU CUBÈBE, AU CACHOU, AU RATANHIA, ETC.,

Contre les Écoulements récents et chroniques.

Prix de la Boîte, contenant 100 Capsules, 4 fr.; le demi-cent : 2 fr.

SOLUTION POUR INJECTIONS.

Cette Eau calme les douleurs et les démangeaisons souvent si incommodes, fortifie les organes, déterge les membranes muqueuses, résout les engorgements, guérit les ulcérations et les écoulements récents et chroniques. Son usage quotidien rafraîchit et préserve des maladies contagieuses.

La dose est d'une cuillerée à bouche mêlée dans un verre d'eau (tiède en hiver) pour faire deux injections par jour, une le matin et une le soir.

Prix de la Bouteille : 3 fr. ; la demi-Bouteille, 1 fr. 50.

SIROP VERMIFUGE.

Ce Sirop détruit les vers et les fait évacuer sans douleurs ni coliques ; il convient aux personnes faibles et délicates, et surtout aux enfants.

Le Flacon : 3 fr. ; le demi-Flacon. 1 fr. 50 c.

EAU POUR LES YEUX,

CALMANTE ET DÉTERSIVE.

Cette Eau calme les ophthalmies aiguës et chroniques, fortifie la vue et l'éclaircit, guérit les démangeaisons des paupières, et empêche les cils de tomber.

Le Flacon : 2 fr. ; le demi-Flacon : 1 fr.

CACHOU DE BOLOGNE.

Employé comme bonbon et comme médicament, il est excellent au goût et jouit des propriétés carminatives et toniques.

Deux ou trois granules suffisent pour donner à la bouche une odeur et une fraîcheur des plus agréables.

Il corrige la mauvaise haleine produite par les affections gastriques et pulmonaires, la carie des dents, etc.

Prix : 2 fr. la Boîte ; et 1 fr. la demi-Boîte.

MASTIC LIQUIDE CONTRE LES MAUX DE DENTS.

Ce Mastic, introduit dans le creux de la dent, se solidifie à l'instant même; conserve la dent, et calme la douleur la plus aiguë.

Prix : 1 fr. le Flacon; le demi-Flacon : 50 c.

POUDRE DENTIFRICE.

Cette Poudre blanchit les dents, enlève le tartre, arrête et prévient la carie, et raffermit les gencives; elle purifie la mauvaise haleine, donne de la fraîcheur à la bouche et lui laisse un parfum délicieux.

Prix : 2 fr. la Boîte ; la demi-Boîte : 1 fr.

Nota. — Quelques soient les garanties sous lesquelles nos préparations s'offrent au public, il peut cependant se trouver des personnes qui, trompées par des annonces mensongères, hésitent à faire usage de préparations dont ils ne connaissent pas la composition exacte. Ceux qui auraient de semblables craintes, n'auront qu'à s'adresser à notre Pharmacie, où on leur fera connaître tous les éléments qui entrent dans la préparation de nos spécialités, et où l'on dissipera ainsi des doutes qui pourraient être nuisibles à leur santé.

Paris. — Typ. et Lith. de A. APPERT, passage du Caire, 54.

PHARMACIE de BIRON-DEVEZE, faub. St-Martin, 187, à Paris.

ELIXIR VÉGÉTAL DE BIRON-DEVÈZE
Dit DE SANTÉ.

ANTI-BILIEUX & ANTI-GLAIREUX, DÉPURATIF, FONDANT, PURGATIF & TONIQUE.

Cette liqueur restaure et ranime les forces vitales, stimule les fonctions de la respiration, de la circulation et de la digestion ; elle évacue de l'estomac et des intestins, le superflu de la *bile*, des *glaires* et des *humeurs* viciées de tout genre qui engendrent la plupart des maladies ; elle calme les douleurs rhumatismales et goutteuses, en expulsant le principe de ces deux maladies ; elle purifie le sang et convient, pour cette raison, dans les maladies scrofuleuses, vénériennes, et dans les diverses éruptions de la peau qui dépendent d'une âcreté des humeurs ; les personnes affectées fréquemment de maux de tête, de migraines, en éprouvent les plus heureux effets ; elle tarit les flueurs blanches, et guérit radicalement les affections laiteuses et celles qui sont engendrées par l'âge critique.— Pris avant les repas, *l'Elixir de Santé* excite l'appétit et remplace avantageusement toutes les liqueurs pour les personnes qui ont l'habitude d'en faire usage.—Les précieuses vertus de *l'Elixir de Santé* sont dues à l'heureuse combinaison des substances végétales qui en font la base, et qui sont douées d'une action à la fois énergique et inoffensive.— Lorsqu'on veut obtenir un bon effet purgatif, il faut prendre, le matin à jeun, deux à trois cuillerées d'*Elixir de Santé* pur ou mêlé avec du vin, ou une infusion quelconque. Pour les enfants au-dessus de six ans, la moitié de cette dose suffit.—Lorsqu'on administrera l'Elixir contre une des maladies désignées ci-dessus, on se conformera à l'instruction qui accompagne chaque flacon.

PRIX DES FLACONS, 5 FR· — DEMI-FLACONS, 3 FR.

Dépôts à l'Étranger et dans toutes les Villes de France.

NOTA. — Nous désavouons tous les flacons qui ne porteront pas notre cachet et notre signature.

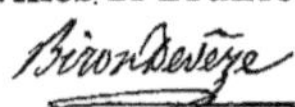
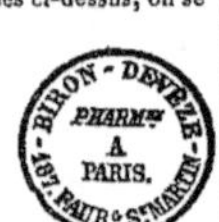

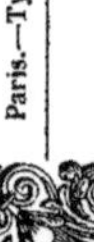

www.ingramcontent.com/pod-product-compliance
Lightning Source LLC
LaVergne TN
LVHW021610170726
843501LV00010B/3969